NOTICE

SUR

L'ANESTHÉSIE PAR LES MÉLANGES TITRÉS

(MÉTHODE DU PROFESSEUR PAUL BERT)

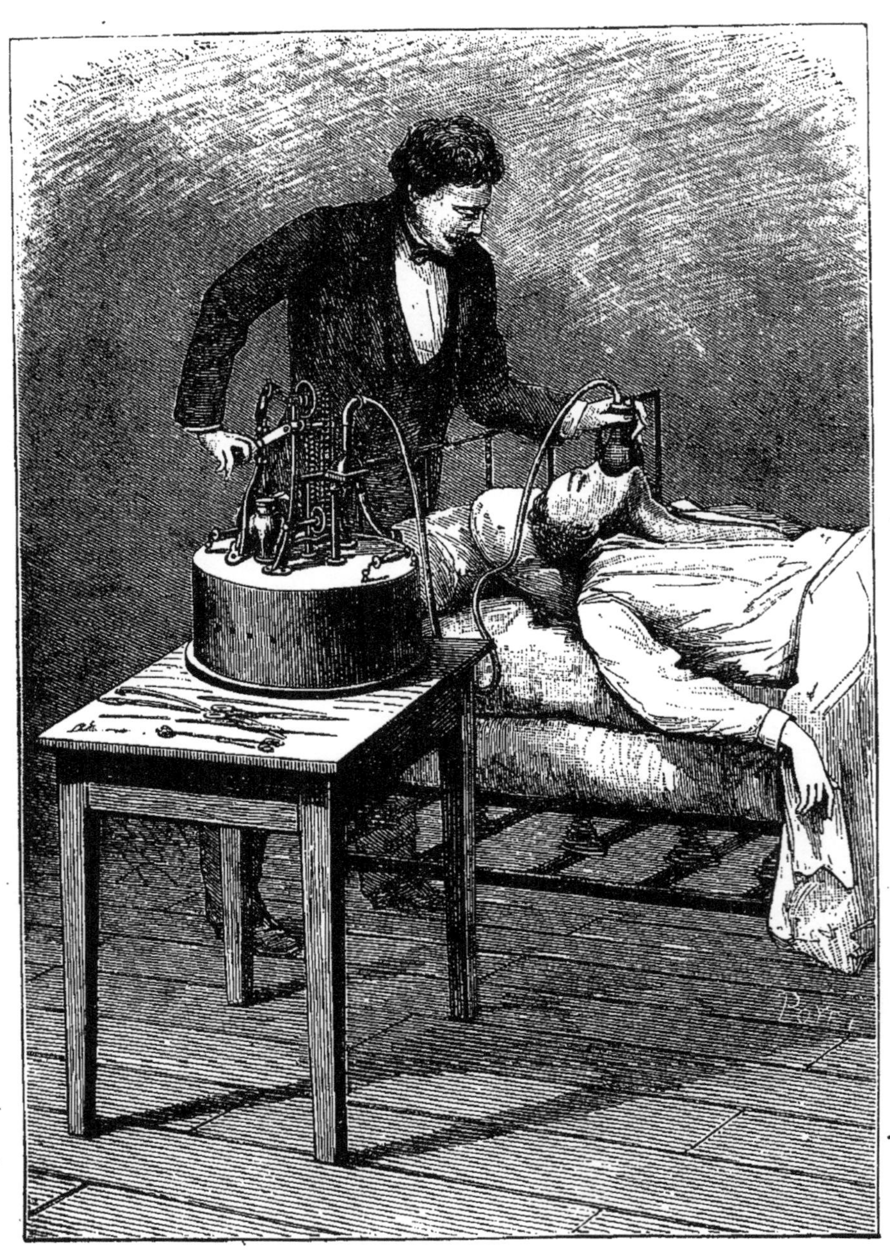

MACHINE A ANESTHÉSIER

Du Docteur Raphaël DUBOIS

NOTICE

SUR

L'ANESTHÉSIE PAR LES MÉLANGES TITRÉS

NOTICE

SUR

L'ANESTHÉSIE PAR LES MÉLANGES TITRÉS

(MÉTHODE DU PROFESSEUR PAUL BERT)

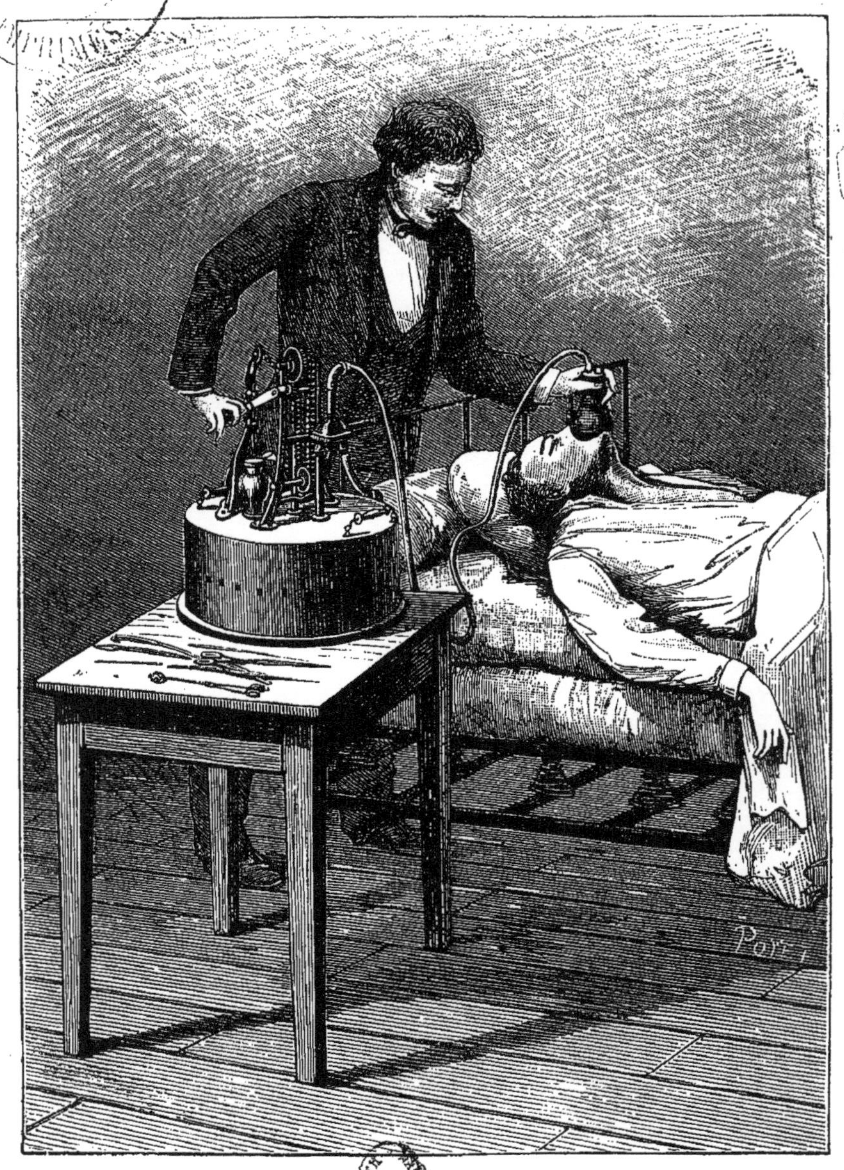

MACHINE A ANESTHÉSIER

Du Docteur Raphaël DUBOIS

DE L'ANESTHÉSIE

PAR LES MÉLANGES TITRÉS

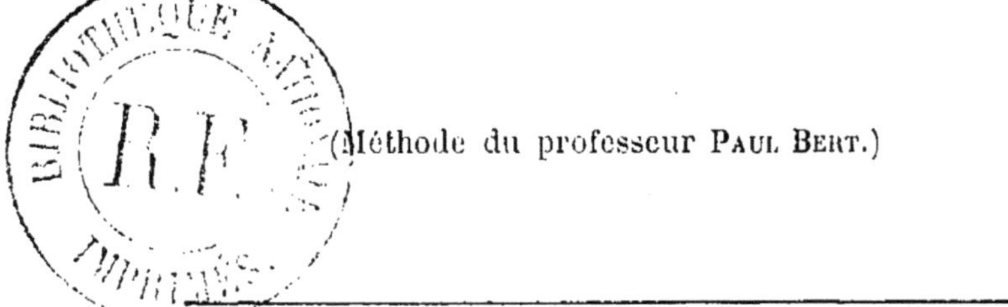

(Méthode du professeur PAUL BERT.)

En thérapeutique on a de tout temps reconnu l'importance du dosage d'un médicament actif : aussi, dès l'origine, ceux qui employèrent les anesthésiques songèrent-ils à en régulariser et en maîtriser l'énergie.

A l'hôpital de Boston, où furent faites les premières applications de l'éthérisation à la clinique chirurgicale, on se servait d'une sorte de flacon de Wolf à deux tubulures.

A cet appareil si simple, si primitif a succédé un nombre si considérable de combinaisons plus ou moins compliquées qu'il faudrait un volume pour les décrire.

La persistance avec laquelle l'idée d'un dosage possible fut poursuivie, suffirait à elle seule pour démontrer l'importance considérable que l'on a toujours attachée à cette question.

Les chirurgiens les plus éminents accueillirent d'abord avec empressement les appareils à doser l'éther ou le chloroforme; quelques-uns même inventèrent des dispositions nouvelles ou perfectionnèrent celles qui existaient déjà.

Les résultats obtenus ne furent pas heureux; parfois même on crut devoir attribuer aux appareils des accidents graves survenus pendant le cours des anesthésies.

En France principalement, on pensa, non sans raison, qu'il était prudent de renoncer aux appareils compliqués et l'on se contenta d'administrer le chloroforme au moyen de cornets de formes diverses ou plus simplement encore à l'aide d'une simple compresse.

La préoccupation dominante qui a servi de guide dans la recherche d'un dosage méthodique a été de le ramener aux lois générales de la posologie; ce qui ressort clairement de l'analyse des faits, c'est que l'on s'est presque uniquement préoccupé de la quantité d'éther ou de chloroforme absorbée, dans un temps donné, tout comme l'on aurait fait pour un alcaloïde ou toute autre substance active destinée à être introduite dans l'organisme par une voie ou par une autre.

Le défaut d'une base expérimentale solide se fait sentir partout et, presque toujours, malheureusement, l'essai d'un appareil dont la construction ne reposait sur aucune notion théorique précise, a été tenté d'emblée sur l'homme.

M. le professeur Paul Bert, après avoir démontré dans ses belles recherches sur l'action physiologique du protoxyde d'azote que l'état anesthésique dépend d'une certaine tension du gaz dans le sang, entretenue par la tension de ce gaz dans l'air respiré, montra qu'il en est à peu près de même pour les autres anesthésiques. Ce n'est donc pas de quantité qu'il s'agit, mais de proportion dans le mélange avec l'air.

En d'autres termes, pour le chloroforme, par exemple, l'activité toxique est liée intimement à l'état de tension de la vapeur anesthésique dans le mélange d'air et de chloroforme.

Le savant expérimentateur pensa qu'il était du plus haut intérêt d'étudier attentivement et de fixer exactement les relations qui existent entre les proportions d'un mélange à un titre rigoureusement déterminé, et les effets physiologiques produits par ce même mélange.

Pendant plus de deux années, des expériences nombreuses furent faites sur les animaux au moyen des mélanges titrés dans le laboratoire de physiologie expérimentale de la Sorbonne.

Chaque mélange, titré au moyen d'appareils d'une grande

exactitude fut administré dans des conditions expérimentales toujours bien déterminées à un grand nombre de sujets groupés en série, et toujours les résultats furent trouvés concordants pour une même série.

C'est ainsi que l'on peut établir des règles précises.

Chez le chien, par exemple, la résistance à la mort avec un mélange formé de quatre grammes de chloroforme vaporisés dans 100 litres d'air durera huit à dix heures, sans que l'on puisse obtenir d'autre effet anesthésique qu'un engourdissement profond survenant à la période ultime alors que la température centrale est tombée à un chiffre très inférieur à celui de la normale. Au contraire, un mélange de 25 grammes de chloroforme et de 100 litres d'air, produit très rapidement l'anesthésie confirmée; mais la durée de la résistance de l'animal à la mort ne peut excéder dix à quinze minutes.

Pourtant la quantité totale de chloroforme qui a traversé les poumons de l'animal dans le premier cas, est de beaucoup supérieure à celle qui détermine une mort rapide dans le second.

Si l'on administre des mélanges à titre intermédiaire, on peut obtenir l'anesthésie vraie avec une suffisante rapidité, et cela pendant une durée assez grande pouvant faire face à toutes les exigences de la pratique.

Ainsi, en faisant respirer continuellement à un chien un mélange de 10 grammes de chloroforme pour 100 litres d'air, on entretiendra, pendant deux heures, une anesthésie dont la marche présentera une régularité qui ne saurait être obtenue par aucun des autres procédés connus.

L'influence considérable exercée par le titre du mélange n'est plus discutable aujourd'hui et son importance ne saurait échapper à personne.

En annonçant la découverte qu'il venait de faire des propriétés anesthésiques du chloroforme, Flourens s'exprimait ainsi : « Si l'éther sulfurique est un agent merveilleux et terrible, le chloroforme est plus merveilleux et plus terrible encore ». On conçoit toute l'importance d'une étude ayant pour résultat de conserver et même d'augmenter les avantages, tout en diminuant le danger du chloroforme; car, de tous les anesthésiques essayés jusqu'à ce jour, et ils sont nombreux, nul n'a pu rivaliser avec le *merveilleux* et *terrible* fluide découvert par Soubeiran (1).

Le véritable danger dans l'administration d'un bon chloroforme réside donc dans la forte tension de sa vapeur, qui peut varier, sous des influences en apparence insignifiantes, dans des limites considérables.

Pour cette raison, en versant par intermittence, même avec une régularité presque mathématique du chloroforme sur une compresse, on n'obtiendra jamais que des mélanges d'air et de vapeur très variables selon la température de l'air de la salle d'opération, selon la nature de la surface d'évaporation (toile, éponge, flanelle, etc.); enfin, l'agitation de l'air ambiant, la distance de la compresse aux orifices respiratoires sont autant de causes qui peuvent faire varier, d'un moment à un autre, dans des proportions importantes, la composition du mélange.

Il est indiscutable néanmoins, et nos maîtres en chirurgie nous en fournissent chaque jour des preuves, qu'une longue pratique de l'anesthésie, exercée presque quotidiennement, fait que chacun d'eux a pu acquérir une finesse de tact telle que les principaux inconvénients de la compresse se trouvent singulièrement atténués.

Mais dans la pratique, l'opérateur doit s'en rapporter en grande partie à ses aides pour la conduite de l'anesthésie. Malheureusement, ceux-ci ne possèdent pas toujours cette précision et cette sûreté de coup d'œil qui font les grands chirurgiens, et ils ne peuvent suppléer au défaut de pratique, faute de règles théoriques précises.

Le chirurgien est comme l'artiste; il a son genre tout personnel, et il n'y a peut-être pas deux chirurgiens qui donnent le chloroforme exactement de la même manière, même dans des circonstances identiques; souvent les méthodes sont tout

(1) Nous insistons beaucoup sur la nécessité de n'employer que du chloroforme de qualité irréprochable, car plus d'une fois nous avons rencontré dans le commerce des produits vendus sous le nom de « *chloroforme anesthésique* » susceptibles par les impuretés qu'ils contenaient de déterminer les plus graves accidents : on sait également que du chloroforme primitivement très-pur peut s'altérer avec une extrême rapidité sous l'influence des radiations lumineuses ; on conçoit qu'avec de mauvais chloroforme tout dosage, si parfait qu'il puisse être, devient tout à fait illusoire.

à fait divergentes, et l'on trouve toutes les variantes entre la sidération par doses massives et l'anesthésie lente et progressive par le compte-gouttes, avec les méthodes tout à fait opposées de l'administration continue et de l'administration intermittente.

Il ne faut pas oublier non plus que dans la méthode par la compresse, c'est le patient lui-même qui est chargé de faire comprendre à l'anesthésiste, ce dont il s'acquitte parfois avec trop de lenteur, si la dose est trop forte ou trop faible; c'est en réalité le malade lui-même qui dirige l'anesthésie. Aussi les accidents sont-ils fréquents chez les animaux, en particulier chez les chiens, parce qu'il est des nuances difficiles à saisir. Dans la méthode par les mélanges titrés, il y a des règles ou plutôt une règle unique, précise, et une machine qui ne donne que ce qu'elle doit donner.

Satisfait des résultats heureux obtenus dans le domaine de l'expérimentation sur les animaux, M. le professeur Paul Bert pensa que l'on pouvait faire profiter la clinique des renseignements scientifiques fournis par la physiologie. Environ deux cents anesthésies furent pratiquées avec succès, par la méthode des mélanges titrés, dans le courant des années 1884-85, à l'hôpital Saint-Louis, sous la savante direction de l'éminent chirurgien en chef, M. le docteur Péan.

L'anesthésie a été appliquée d'une manière continue pendant les opérations les plus graves et les plus variées, dans des limites d'âge comprises entre six mois et soixante-seize ans.

Pour une centaine de malades, le manuel opératoire a été le même pour tous, quelles qu'aient été d'ailleurs les altérations pathologiques internes ou externes présentées par chacun d'eux en particulier.

La durée totale de l'anesthésie continue a varié entre huit et quatre-vingt-deux minutes.

L'observation complète de chaque sujet anesthésié par la méthode de M. le professeur Paul Bert, a été relevée par M. le docteur Aubeau, anesthésiste du service du docteur Péan, et professeur d'anesthésie à l'école dentaire de Paris. Ces observations et les remarques auxquelles elles ont donné lieu sont consignées dans un intéressant mémoire présenté à la Société de Biologie, et auquel nous emprunterons seulement les conclusions suivantes (1) :

« *Appréciation de la valeur de la méthode des mélanges* « *titrés.* — Des circonstances particulières nous ont entraîné « à pratiquer l'anesthésie chloroformique presque quotidien- « nement, depuis dix années et, à étudier de près les phéno- « mènes cliniques de l'anesthésie. Nous avons pu expérimen- « ter et apprécier les divers procédés; disons de suite que « notre impression générale est tout en faveur de la méthode « de M. Paul Bert, qui donne à la conduite de l'anesthésie une « précision, une régularité, une sécurité inconnues jusqu'a- « lors.

« Mais, pour appuyer notre opinion sur des données pré- « cises, envisageons les inconvénients et les dangers de l'a- « nesthésie chloroformique. »

Les inconvénients sont : la répugnance des malades et l'irritation des muqueuses, buccale, nasale, pharyngienne et laryngienne au début des inhalations, d'où : toux, spasme de la glotte, suffocation et hypersécrétion glandulaire. Le danger, c'est la syncope respiratoire. Nous ne prétendons pas nier la possibilité d'une syncope cardiaque au cours de l'anesthésie, mais nous ne l'avons pas observée.

Au contraire, tous les accidents qui ont évolué sous nos yeux étaient attribuables à une syncope respiratoire.

La syncope respiratoire revêt deux formes : forme convulsive, forme parésique ou adynamique.

La forme convulsive apparaît soit tout à fait au début des inhalations, soit pendant la période d'agitation. Au début, elle paraît due à la pénétration d'une dose massive de vapeurs chloroformiques dans les voies respiratoires, à un accès de suffocation.

Plus tard elle fait suite à une respiration saccadée, pénible, convulsive ; elle est souvent précédée de troubles vasculaires cutanés, sur lesquels nous avons autrefois attiré l'attention.

La forme adynamique est le terme d'une dépression nerveuse excessive produite par le chloroforme.

(1) Voir pour les détails : *Bulletin de la Soc. de Biologie*, 8e série, t. I, p. 399, Paris, 1884, et *Mémoires de la Société de Biologie*, 1884.

« Ces données étant établies nous poserons les conclusions suivantes :

« 1° La dose de chloroforme 8 p. 100 étant une dose minima pour la majorité des individus, les phénomènes d'irritation locale des muqueuses nasale, buccale, pharyngienne et laryngienne (toux, spasme, suffocation), faisant défaut par l'emploi des mélanges titrés, la syncope convulsive du début ne nous semble plus à craindre ;

« 2° La période d'excitation étant supprimée ou considérablement atténuée, sauf chez les alcooliques, le danger de la syncope convulsive de la période d'excitation paraît écarté ;

« 3° L'emploi d'une dose minima de chloroforme et l'absence de dépression nerveuse doivent rassurer sur la probabilité d'une syncope adynamique.

« Toutefois, comme il est impossible de prévoir à l'avance jusqu'où ira la dépression nerveuse chloroformique chez certains sujets déjà débilités ; comme cette dépression est variable suivant les individus ; comme à cette dépression peut s'ajouter celle d'un *choc chirurgical* excessif, il importe de faire des réserves, et de ne jamais s'écarter des obligations de prudence et de surveillance.

« Nous n'insisterons pas sur les avantages d'ordre secondaire (entretien de l'anesthésie pendant les opérations qui se pratiquent sur la bouche et les fosses nasales (1), économie de chloroforme, etc.).

« *Nous dirons seulement pour terminer que, si la méthode*
« *des mélanges ne donne pas une sécurité absolue, elle offre*
« *du moins sur les autres procédés d'immenses avantages.*

« Les observations faites sur l'homme confirment de tous
« points les expériences faites sur les animaux.

« M. le docteur Dubois a fait construire un appareil trans-
« portable et d'un maniement facile. M. Péan se propose de
« poursuivre l'usage des mélanges titrés. Pour notre part,
« nous continuerons à recueillir avec soin les observations
« des malades anesthésiés par cette méthode, parce qu'à
« notre sens on n'obtiendra de données sérieuses et pratiques
« sur l'anesthésie qu'en se plaçant toujours dans des condi-

(1) Voir page 12.

« tions identiques. C'est-à-dire en employant des mélanges « exactement titrés. »

La presque totalité des anesthésies dont les observations servent de base au mémoire de M. le docteur Aubeau a été obtenue en se servant d'un mélange de 8 grammes de chloroforme pour 100 litres d'air, maintenu au même titre pendant toute la durée de l'opération; les gazomètres de laboratoire dont on se servait alors ne permettaient pas de modifier rapidement le titre du mélange.

La machine à anesthésier a supprimé cet obstacle et l'expérience clinique a démontré, ainsi que l'avait prévu d'ailleurs M. le professeur Paul Bert, d'après les analyses faites dans son laboratoire, qu'il y avait grand avantage à commencer l'anesthésie avec un mélange à 10 grammes pour 100 litres que l'on porte à 8 p. 100 quand l'anesthésie est confirmée : très rapidement on peut ensuite administrer un mélange à 6 p. 100 que l'on continue jusqu'à la fin de l'opération.

Cette méthode permet d'obtenir une anesthésie plus rapide et de la continuer avec un mélange contenant la quantité minima de chloroforme strictement nécessaire pour l'entretenir, mais certainement trop faible pour l'obtenir d'emblée, si le malade n'avait pas été préalablement saturé avec le 10 p. 100 puis avec le 8 p. 100.

On voit que cette méthode imaginée dès le début des expériences avec les gazomètres, diffère notablement de toutes celles qui avaient été préconisées antérieurement. Les résultats cliniques permettent d'affirmer la supériorité réelle de cette méthode définitivement adoptée par M. Paul Bert.

MACHINE A ANESTHÉSIER

du Dr R. Dubois.

Les anesthésies par la méthode Paul Bert, pratiquées jusqu'à ce jour dans les hôpitaux ont été conduites par M. le docteur R. Dubois, qui s'est ainsi trouvé dans des conditions particulièrement favorables pour se rendre compte des perfectionnements susceptibles d'être apportés à la partie mécanique en mettant à profit les conseils et les objections des nombreux membres compétents du corps médical qui ont assisté aux premiers essais cliniques.

L'excellence de la méthode des mélanges titrés, considérée en elle-même, n'a jamais été contestée par ceux qui ont pu suivre pendant un certain temps son application; mais on exprimait généralement le regret de voir employer des appareils de laboratoire volumineux, lourds, encombrants, difficiles à manier et à transporter, coûteux, etc., etc.

Il fallait nécessairement renoncer à l'emploi des gazomètres et cependant il n'existait aucun appareil pouvant mesurer en même temps et mélanger exactement un poids donné de vapeurs anesthésiques et un volume d'air déterminé.

Il était en outre indispensable que le titrage et le réglage fussent rendus automatiques afin de pouvoir supprimer les aides et du même coup les chances d'erreur.

En dehors d'un dosage mathématiquement exact et d'un réglage automatique, la machine à anesthésier du docteur R. Dubois répond à tous les desiderata exprimés (1).

La mise en mouvement se fait sans effort, au moyen d'une

(1) *La construction et le réglage de la machine à anesthésier ont été confiés à M. Tatin, ingénieur distingué de Paris, dont le concours a été très précieux pour l'exécution du premier modèle.*

manivelle qui peut être confiée à la personne la moins exercée, si l'aide chargé de surveiller l'anesthésie ne veut pas prendre ce soin lui-même.

La machine à anesthésier est peu volumineuse; sa forme et ses dimensions qui rappellent celles d'un tambour d'infanterie, en font un appareil transportable, peu encombrant et susceptible de faire profiter des avantages de la méthode Paul Bert les malades des hôpitaux, des ambulances, de la ville et de la campagne.

La figure placée en tête de cette notice donne une idée suffisante des dispositions générales de la machine dont on pourra se servir immédiatement après avoir pris connaissance de l'instruction suivante.

INSTRUCTION

La machine doit être autant que possible, placée près de la table, afin de ne jamais gêner l'opérateur, elle peut cependant être déplacée pendant une opération; on devra, dans ce cas, ne la prendre que par les poignées disposées à cet effet.

Le flacon principal est destiné à recevoir le chloroforme; on peut l'emplir presque complètement, mais, si la séance se prolonge, il sera bon de verser dans le flacon une nouvelle quantité de chloroforme, afin d'être toujours certain que le godet puiseur remontera plein.

Le titrage du mélange devant varier suivant les cas, la machine a été munie d'un certain nombre de ces godets; chacun d'eux porte un gros chiffre en relief qui indique le nombre de grammes qui sera mélangé à 100 litres d'air en employant ce godet.

Un tube transversal, destiné à recevoir une petite cheville, traverse chaque godet, de sorte que pour les placer, il suffit de les embrocher sur cette cheville, dont l'extrémité libre conique est reçue dans un trou de même forme disposé à cet effet à la partie inférieure de la tringle rectangulaire du puiseur. On peut, pendant le cours d'une opération, changer ainsi le titrage avec la plus grande facilité; cette petite manœuvre ne demande que quelques secondes d'arrêt, et avec un peu d'habitude, on arrive même à la faire sans interruption.

Les godets et la cheville sont livrés en double exemplaire avec chaque machine.

L'écoulement du mélange a lieu d'une façon continue par le tube qui se trouve en haut à droite; ce tube est muni d'un coude mobile à la façon d'une girouette, ce qui permet de l'orienter à la demande des circonstances; c'est sur ce coude que se monte le tube de caoutchouc à l'extrémité duquel se trouve l'embouchure d'inhalation. Tout étant ainsi disposé, il suffit de tourner la petite manivelle pour obtenir à l'embouchure l'arrivée d'un mélange anesthésique titré.

La machine étant d'abord vide, celui-ci n'arrive qu'après la première course du piston, ensuite l'écoulement est continu aussi longtemps qu'on le désire.

Un tour de la manivelle correspond à un débit d'environ vingt litres; on voit que, dans la plupart des cas, on pourra tourner assez lentement; après que l'on aura fait quelques tours, on sentira une résistance : c'est qu'alors le piston aura terminé sa course; on tournera aussitôt dans le sens opposé afin de faire évacuer alternativement les deux faces du piston et la course dans chaque sens sera ainsi limitée et indiquée par une résistance très sensible.

Toutes les autres fonctions de la machine, arrivage du chloroforme, dosage, distribution du mélange sur les deux faces du piston, etc., sont entièrement automatiques et reliées invariablement au mouvement de la manivelle.

Il est livré avec chaque machine un double du flacon principal et un double du flacon dans lequel s'opère le mélange. Si un débit rapide joint à une température peu élevée faisait craindre qu'il se forme quelques petits glaçons dans ce dernier vase, on pourrait remplir d'eau chaude la petite bâche qui l'entoure; mais jusqu'à présent aucun inconvénient ne s'est produit en l'emplissant simplement d'eau à la température ambiante.

L'embouchure d'inhalation possède deux formes différentes

selon que le mélange anesthésique doit être conduit aux orifices externes des voies respiratoires, comme cela a lieu dans les circonstances ordinaires, soit, au contraire, dans les profondeurs de la cavité buccale ou naso-pharyngienne, comme cela se pratique dans les opérations portant sur les parties externes ou profondes de la face.

Dans ces cas-là, en particulier, la machine à anesthésier rend de très grands services, parce qu'elle permet d'injecter le mélange titré dans les profondeurs des premières voies respiratoires et de maintenir une anesthésie profonde et continue qu'on ne saurait obtenir autrement. L'air chloroformé titré est porté aussi loin que l'on veut au moyen d'un tube de métal spécial qui accompagne chaque appareil, et peut, en même temps, jouer le rôle d'abaisse-langue et d'écarteur des mâchoires.

Le débit de la machine est assez rapide même avec une vitesse moyenne, pour que, au moment de chaque inspiration et pendant toute sa durée, le malade se trouve en présence d'une quantité de mélange anesthésique respirable plus que suffisante.

C'est sur le même principe que repose le masque inhalateur qui fait partie de la machine à anesthésier et ne saurait être remplacé par aucun appareil plus ou moins analogue. Le masque inhalateur n'a aucune soupape, et il est disposé de telle sorte que le malade se trouve toujours en présence d'une atmosphère anesthésique titrée dans laquelle il respire aussi librement que dans les conditions ordinaires; un accident survenant dans la machine ou le conduit n'aurait d'autre inconvénient possible que de priver le malade du mélange anesthésique; il respirerait alors librement au travers de l'orifice par lequel se fait l'expiration quand la machine est en mouvement et qui reste d'ailleurs toujours ouverte. Le masque inhalateur est solide, léger et peut se nettoyer avec la plus grande facilité.

MANUEL OPÉRATOIRE

1° On fixe sur la tringle rectangulaire du puiseur le godet n° 10 (le vase principal étant rempli de chloroforme et plongeant dans l'eau de la bâche de métal), et l'on fait exécuter une course complète au piston pour remplir les corps de pompe de mélange titré;

2° Le malade étant placé dans la position la plus favorable pour que les mouvements respiratoires abdominaux et thoraciques s'effectuent avec la plus grande facilité (1), on applique

(1) REMARQUES. — *La mort physiologique par le chloroforme se faisant par arrêt de la respiration, on ne saurait trop recommander de veiller attentivement à ce qu'aucune entrave si légère qu'elle puisse être, ne soit apportée au libre exercice de l'acte respiratoire d'où dépend la vie du malade. Nous recommandons particulièrement de supprimer toutes les parties du vêtement susceptibles d'exercer une compression, cravates, ceintures, bandages,* etc.

Souvent pendant le feu de l'opération le chirurgien où les aides prennent un point d'appui sur le thorax ou l'abdomen, parfois même on dépose des objets lourds, cuvettes, appareils, etc., sur ces régions sans se douter que l'on agit sur un individu privé de toute réaction volontaire et même instinctive; l'anesthésiste doit veiller sans cesse à la stricte observation de ces précautions élémentaires; à cet effet, il doit être placé de façon à pouvoir observer simultanément les mouvements du thorax et de l'abdomen. C'est l'acte respiratoire qui doit servir de guide à l'anesthésiste, dans la méthode des mélanges titrés; celle-ci doit être régulière, ni trop accélérée, ni trop ralentie; elle peut être momentanément troublée au moment de l'intervention chirurgicale ou pendant la période des rêves, dite d'excitation, pendant laquelle on doit éviter toute excitation périphérique, lavage des plaies, pressions, pincements susceptibles d'être mal interprétés et de provoquer l'agitation du sujet.

La mort par le cœur n'a jamais été observée chez les animaux pendant le sommeil par les mélanges titrés, administrés à des doses variables et dans des conditions fort différentes, en dehors de toute action chirurgicale. Mais, il n'est pas dit que les mélanges titrés aient le pouvoir d'empêcher un individu anesthésié d'avoir une syncope cardiaque, syncope cardiaque qui peut être mortelle, comme cela s'est vu chez des opérés qui n'étaient pas anesthésiés du tout. Ce qui fait tendre vers cette façon d'expliquer certains cas de mort observés pendant l'anesthésie par la compresse, c'est que l'application de l'instrument chirurgical modifie le pouls assez notablement pendant une anesthésie même régulière pour que MM. les docteurs Dubois et Aubeau aient pensé à faire une étude spéciale de ce point important. Dans la mort physiologique par le chloroforme la respiration s'arrêtant souvent longtemps avant le cœur, celui-ci, qu'il soit consulté directement ou par le pouls, ne peut que donner des renseignements beaucoup trop tardifs; on devra donc POUR OBÉIR AUX RÈGLES DE LA PRUDENCE, DONT L'EMPLOI DE LA MACHINE NE SAURAIT AFFRANCHIR, *suspendre l'inhalation*

le masque inhalateur d'une main, tandis que de l'autre on fait mouvoir la manivelle que l'on peut d'ailleurs confier au premier assistant venu pour plus de commodité ;

3° On continue l'inhalation du mélange à 10 p. 100 jusqu'à anesthésie confirmée (1);

4° Quand l'anesthésie est profonde, on donne le mélange à 8 p. 100 en substituant au godet portant le n° 10 celui qui porte le n° 8 et cela sans interrompre le jeu de la manivelle : on fait faire deux courses complètes au piston;

5° Quand l'anesthésie devra être de longue durée, on l'entretiendra en remplaçant le godet n° 8 par le godet n° 6 qui ne donne que la quantité de chloroforme strictement nécessaire pour maintenir l'anesthésie.

On se trouve ainsi placé dans des conditions extrêmement favorables puisque l'on peut obtenir une anesthésie continue et régulière avec une dose minima si faible qu'elle serait insuffisante pour provoquer d'emblée l'anesthésie complète.

et au besoin recourir aux moyens ordinaires propres à ranimer la respiration dès que celle-ci aurait subi des perturbations capables d'inspirer des craintes, soit pour une raison, soit pour une autre.

Il y a avantage pendant l'inhalation à incliner soit à droite, soit à gauche la face du malade; toute flexion de la tête sur le tronc doit être évitée : M. le professeur Panas recommande pour les opérations faites sur les yeux, de placer un cylindre de crin sous la nuque afin de renverser légèrement la tête en arrière.

(1) Remarque. — *A ce moment, la pupille se contracte ordinairement (elle reste contractée tant que dure l'anesthésie complète, une dilatation progressive annonce le réveil, si la dilatation s'effectuait brusquement en pleine période d'insensibilité, il y aurait menace d'accident et l'on devrait suspendre immédiatement l'inhalation.*

Les nausées ne se produisent pas ordinairement avec les mélanges titrés; dans deux ou trois cas seulement elles se sont montrees chez des individus dont l'estomac était gorgé d'aliments ou chez lesquels on avait suspendu momentanément l'inhalation. En continuant l'inhalation, on supprime en général rapidement toute menace de vomissement.

APPLICATIONS SPÉCIALES

En dehors des avantages généraux que présente la méthode des mélanges titrés, son application peut rendre les plus grands services dans des circonstances où tout autre procédé serait impraticable ou insuffisant.

La possibilité d'entretenir une anesthésie continue par l'injection du mélange anesthésique dans les premières voies respiratoires, au moyen d'un tube introduit, soit dans la bouche, et jouant alors le rôle d'écarteur des mâchoires et d'abaisseur de la langue, soit dans une des narines si les mâchoires ne peuvent être écartées, facilite considérablement les opérations de *grande chirurgie* pratiquées sur la face, ou celles qui sont plus spécialement du ressort de l'*art dentaire*.

On trouvera dans les comptes rendus du *Congrès d'Ophthalmologie* (1) l'énumération des principaux avantages que la *chirurgie oculaire* peut retirer de la méthode du professeur Paul Bert. On sait que l'un des plus graves inconvénients inhérents à l'emploi de la compresse est la difficulté d'empêcher la production des nausées ou des efforts de vomissement : l'inhalation *continue* d'un mélange titré est le meilleur moyen pour se mettre en garde contre cet accident et contre les surprises dangereuses qui peuvent résulter d'un retour à la sensibilité pendant une anesthésie par tâtonnement.

Mais, s'il est une branche de la médecine dans laquelle la méthode des mélanges titrés soit appelée à combler de regrettables lacunes, c'est à coup sûr celle des accouchements.

En Amérique, en Angleterre, l'application des anesthésiques à l'obstétrique est couramment suivie, et, malgré la grande autorité de Simpson, de Campbell et d'autres grands praticiens qui l'ont érigée en méthode générale, on n'a pas fait encore en France des tentatives suivies pour supprimer les atroces douleurs de l'accouchement. L'inconstance, l'irrégularité des effets obtenus ont été pour beaucoup dans l'aban-

(1) Paris 1883.

don où est tombée en France la méthode anglaise. Il est en effet difficile de formuler des règles exactes avec le procédé de la compresse, ainsi que nous l'avons dit plus haut; en outre, pour l'obstétrique, l'anesthésie doit être poussée jusqu'à un point suffisant pour éteindre la douleur sans provoquer le sommeil : ce point atteint, il faut pouvoir s'y maintenir assez longtemps. L'emploi du mélange titré à 6 p. 100 répond à cette double indication (1).

(1) Les expériences récentes faites par M. le docteur R. Dubois, en collaboration avec M. le docteur Doléris, à la clinique d'accouchement de Paris, ont montré que l'on peut également retirer de grands avantages de l'analgésie locale produite par l'application de la cocaïne sur les voies génitales pendant le travail de l'accouchement.

Paris. — Imp. G. Rougier et Cie, rue Cassette, 1.

www.ingramcontent.com/pod-product-compliance
Ingram Content Group UK Ltd.
Pitfield, Milton Keynes, MK11 3LW, UK
UKHW012130240726
13965UKWH00005B/2084

9 782013 419802